Hans-Peter Oswald:

Wie Lifestyle-Drogen uns verändern könnten

Inhaltsverzeichnis

Hans-Peter Oswald:

**Neue (bio-medizinische) Technologien:
Chancen
und gesellschaftliche Risiken**

In den vierziger Jahren des vergangenen
Jahrhundertsentstanden zwei Anti-Utopien, die
nicht nurdie Öffentlichkeit, sondern auch die
Wissenschaft stark beeinflußten. Es waren
nicht die ersten Anti-Utopien, aber
vielleicht die besten. Wie viele Utopien seit
dem 16. Jahrhundert wählten die Autoren die
Form der Fiction, vielleicht aus inhaltlichen
Gründen, aus Neigung, aber auch weil sie
Wirkung beabsichtigten. Die Rede ist hier von
Orwells "1984" und Aldous Huxleys "Schöne
neue Welt". Die große Wirkung dieser Bücher
zeigt sich auch darin, daß die Titel und das
Zitat "Big Brother is watching you" zu
geflügelten Worten wurden. Fast alles, was
nachher zu totalitären Welten gesagt wurde,
steckt schon im Keim in diesen beiden Werken
der Weltliteratur. Auch wenn es sich um
Anti-Utopien handeln, sind diese Autoren doch
auch utopischem Denken verpflichtet, denn sie
wollen, daß sich andere "Zukünfte" als von
ihnen beschrieben, realisieren. Ihre
Prophezeiungen sind als
"self-killing-prophecy" gedacht. Beide
Autoren sind einem zutiefst humanistischen

Menschenbild verpflichtet.

In den sechziger Jahren sahen sich die USA durch den "Sputnik"-Schock herausgefordert: Die UdSSR hat als ersten einen künstlichen Trabanten in die Umlaufbahn der Erde befördert. Die USA fühlten sich gedemütigt. Die Erkenntnis wuchs, daß der naturwissenschaftliche Unterricht an den Schulen und die Leistungsfähigkeit der amerikanischen Universitäten verbessert werden müssen. Gleichzeitig brannten die Ghettos. Die Rassenintegration stellte sich als innenpolitisches Problem Nummer 1 dar. Das Bild des "Negers" als dumm und minderwertig in den Schulbüchern mußte revidiert werden, um eine Integration zu ermöglichen. Eine von oben initierte Schulreform sollte die Leistungsfähigkeit in den naturwissenschaftlichen Fächern verbessern und insbesonders durch die Reform der Lerninhalte der "social studies". des sozialwissenschaftlichen Unterrichts in den USA, eine Integration der ethnischen Minderheiten erleichtern. Manche fühlten sich durch die Reform an totalitären Bestrebungen erinnert. Hat nicht die andere Supermacht, die UdSSR, Wissenschaft und Unterricht dem Diktat des Staates unterworfen? Das ist sicherlich weitgehend eine Fehleinschätzung, weil diese Reformbewegung mehrere Akteure kannte und somit pluralistisch war. Dennoch -

und wir sehen das auch an der Rechtschreibreform - das Unbehagen ist da, wenn kulturelle Institutionen, die über Jahrhunderte quasi zwanglos und natürwüchsig gewachsen sind, dem unmittelbaren Einfluß der Politik unterliegen.

In den sechziger Jahren war für den Politikwissenschaftler Johannes Agnoli die westliche Welt bereits als totalitäres System einzustufen. Die politischen Prozesse laufen so ab, daß es keine Alternative geben kann. Auch andere Denker teilten tendenziell diese Einschätzung. Objektiv betrieben sie mit dieser Einschätzung das Geschäft ihrer Gegner: Denn wenn keine Alternative mehr denkbar ist, ist jede Anstrengung der Verbesserung oder Veränderung des Bestehenden sinnlos. Passivität oder vornehmer - Kontemplation- ist die einzige realistische Haltung. Zwei Argumente lassen sich dagegen anführen: Mit Monod läßt sich sagen, daß wenn das Leben keinen Sinn macht, es gleichgültig ist, ob wir uns engagieren oder nicht. Auch das Engagement schadet nicht. Sollte das Leben jedoch Sinn machen, macht auch unser Engagement Sinn. Im ersten Fall hätten wir durch unsere Engagement nichts verloren, im zweiten wäre vielleicht eine neue Welt zu gewinnen. Im Moment werden fast alle westeuropäischen Ländern von einer marktwirtschaftlich orientierten Sozialdemokratie geführt. Man könnte mit dieser Tatsache beweisen wollen, daß eine

Alternative zum Thatcher-Kapitalismus der
80er Jahre gibt. Sicherlich kann man auch
gegenteilig argumentieren: es sind ja
Marktwirtschaftler, die keine
System-Alternative wollen. Wichtig ist aber
etwas anderes: Die Wissenschaft und die
Öffentlichkeit in den westeuropäischen
Ländern läßt noch die Diskussion von
Alternativen zur bestehenden
Gesellschaftsordnung zu. Das gilt auch unter
der Bedingung einer privatwirtschaftlich
verfaßten Öffentlichkeit. Sogar die vielmals
gescholteten Privatfernsehstationen haben
(jedenfalls in Deutschland) im Meer der
Unterhaltung ihre Inseln der Information und
einer boulevardesk angehauchten Aufklärung.
Der Totalitarismus-Verdacht gegen die
westeuropäischen Gesellschaften ist also
abwegig. Er könnte höchstens mystisch
begründet werden. Es fände nur noch eine
Simulation von Öffentlichkeit und Politik
statt. Dieser Argumentationsstrang ist in
Frankreich sehr beliebt. Jeder, der seinen
Zugang zur Wirklichkeit nicht über den
Wortschwall selbsternannter Philosophen
findet, sondern als teilnehmender Beobachter
die Wirklichkeit sieht, erkennt, daß es
keinen allumfassenden Manipulationscharakter
der westlichen Gesellschaft gibt, der
eventuell einer Erkenntnis eines gesunden
Menschenverstandes verschlossen wäre.

Wenn die westlichen Staaten Europas totalitär
wären , wären es die osteuropäischen Staaten

des sogenannten "Kommunismus" noch viel stärker gewesen. Merkwürdig an der alten Diskussion zu diesem Thema war, daß ein Teil der scharfen Kritiker des Westens, diese Ansicht nicht geteilt hat. Doch selbst für den Kommunismus in der Nach-Stalin-Ära muß der totalitäre Charakter bezweifelt werden: Autoritär ja, aber nicht totalitär. Die Überwindung des Kommunismus geschah ja nicht
von außen, sondern von innen, sozusagen durch Selbstheilungskräfte. Erleichtert wurde das zum Beispiel in Polen durch den pluralistischen Charakter der real existierenden Gesellschaft: eine starke katholische Kirche, eine privat verfaßte Landwirtschaft und eine sich als Gewerkschaft organisierende Arbeiterschaft, die der Kommunistischen Partei das angemaßte Mandat des "Vorhuts der Arbeiterklasse" absprach. In anderen Ländern spielten Intellektuelle außerhalb und in der Kommunistischen Partei den Totengräber eines bereits erodierten und maroden Systems.

Bisher bieten die Länder Westeuropas grundsätzlich das Bild einer "offenen Gesellschaft", in der eine politische Demokratie und eine Marktwirtschaft sich in einem Spannungsverhältnis befindet, das je nach aktueller Konstellation zugunsten des einen oder anderen Poles ausfällt. Die totalitären Gefahren, die dieser Art von Gesellschaft drohen, entwickeln sich nicht

durch die Politik, denn keines der
westeuropäischen Länder besitzt eine
politische Elite die sozusagen eine Politik
hin zu einem totalitären System betreibt. Die
Gefahren, die entstehen, bilden sich hinter
dem Rücken der Akteure. Sie werden zum Teil
in der Öffentlichkeit oder in der
Wissenschaft diskutiert, aber es ist die
Frage, ob sie innerhalb der von an
kurzfristigen Wahlperioden orientierten
politischen Demokratie beherrschbar bleiben.

Neben der sozialen Fragen scheint auch die
ökologische Frage von dieser Doppel-Helix
"Demokratie/Marktwirtschaft" lösbar zu sein.
Doch es ist unsicher, ob dies für neue
Herausforderungen gilt, die nicht nur die
Qualität der Gesellschaft berühren, sondern
die Qualität des Menschen schechthin. Mit
anderen Worten: Es sind Entwicklungen
denkbar, die den Menschen, besser gesagt: die
Gattung Mensch seelisch und körperlich so
verändern, daß ein Punkt erreicht wird, den
die Engländer als "point of no return"
bezeichnen, als eine irreversible
Veränderung, die auch durch nachträgliche
demokratische Prozesse nicht mehr gutzumachen
wären, Prozesse, die möglicherweise aber auch
gar nicht mehr stattfinden können, weil diese
Veränderung bereits eingetreten ist. Eine
menschliche Gesellschaft, wie wir sie bisher
kennen, würde nicht mehr existieren. Eine
Menschheitsgeschichte, die doch neben vielen
anderen Bedingungen auch auf Diskurs beruht,

wäre nicht mehr wie in der Vergangenheit möglich. Die Qualität dieser totalitären Gesellschaft wäre eine neue, nicht mehr zu vergleichen mit den totalitären Gesellschaften der Vergangenheit. Es ist durchaus vorstellbar, daß eine Art politische Demokratie parallel zu diesen totalitären Tendenzen fortbesteht. Doch die Menschen wären in ihrem Alltag in einem unentrinnbaren Manipulationszusammenhang gefangen.

1. Manipulation im Cyberspace

Die Durchdringung der Wirtschaft und
Gesellschaft mit EDV beschwört neue Gefahren
herauf:
 Der "gläserne Mensch" und der Datenschutz ist
vielfach diskutiert worden. Diese Problematik
steht aber hier nicht im Vordergrund.

Cyberspace ist eine neue Technologie, die die
Architektur und die Unterhaltungselektronik
revolutionieren könnte.Cyberspace, virtuelle
Realität, Virtual Reality und künstliche
Wirklichkeit- das sind verschiedene Worte für
die gleiche Sache : die begehbare
dreidimensionale Welt aus dem Computer. Zur
Ausstattung des Cybernauten gehören
Handschuhe und ein Eye-Phone, Helm mit Brille
und Kopfhörer. Statt der Gläser sitzen in der
Brille hochauflösende Flüssigkeits-Monitore
direkt vor den Augen. Damit die Täuschung
perfekt wird, vermitteln vier Lautsprecher
Töne, die zum Bild passen. Der Data-Glove,
ein Handschuh mit Lichtleiterfasern, ist mir
dem Computer verkabelt. Damit steuert der
Cyberspacer seine Aktionen im künstlichen
Raum. Computersensoren zeichnen die Kopf- und
Körperbewegungen auf und übertragen sie
sofort auf die Minimonitore. Für die Bewegung
im virtuellen Raum braucht der Mensch keinen

Joystick mehr, er wird zum Joystick. Wendet er den Kopf oder streckt er die Hand aus, verändert er seine Position im Scheinraum. Die Tür rückt näher, rechts im Bild erscheint ein Stuhl. Subjektiv stärker wird die Empfindung mit dem Feedback-Glove, einen elektronischen Handschuh mit kleinen aufblasbaren Luftpolstern. Damit fühlt der Cybernaut das Sofa, das nur als Algorithmus im Computer existiert. Der Data-Suit, ein Anzug mit Sensoren, der den ganzen Körper bekleidet, kann das Gefühl noch verstärken, daß alles real erlebt wird.

Die technologische Revolution, die durch Cyberspace initiiert wird, schafft neue soziale Folgen. Es entstehen "künstliche Paradiese", von denen Menschen abhängig werden könnten wie sie es heute von Rauschgift und den Spielautomaten um die Ecke sind. Ist der Mensch nicht in seinem ureigensten Menschsein bedroht, wenn alle Träume künstlich in einer (Schein)- Erfüllung "verwirklicht" werden können und somit die Technologie auch da noch eindringt, worin vor Cyberspace des Menschen Subjektivität bestand?

Im Moment wird der Cyberspace in manchen Architekturbüros in der Planung eingesetzt . In der Unterhaltungsindustrie hat die virtuelle Realität eine große Zukunft. Zu rechnen ist mit einer Fortentwicklung bestehender Maschinen aus den Spielhallen.Die

Erotik wird beim Einsatz des Cyberspace in
der Unterhaltungsindustrie eine große Rolle
spielen. Als ein Hollywood-Regisseur bei dem
Besuch des VPL Research nach seinen Wünschen
gefragt wurde, wünschte er sich eine Frau aus
dem Computer. Der Wissenschaftler Jaron
Lanier berichetet: "Göttlich schön, heiß und
dreißig Meter groß sollte die sein. Er
umkreiste eine Weile ihre Brustwarzen im
Cyberspace und marschierte dann weiter." Da
diese Techologie der virtuellen Realität im
Moment zu teuer ist, hat der Cyberspace noch
keinen Siegeszug um die Welt angetreten.
Dennoch sind die möglichen Gefahren, darunter
die der psychischen Abhängigkeit, absehbar,
sollte die Massenproduktion solcher
Cyberspace-Automaten in nicht allzu ferner
Zukunft Wirklichkeit werden.

2. Die bio-medizinische Revolution

Die menschliche Geschichte in Epochen
einzuteilen, ist sicherlich problematisch,
denn diese Epocheneinteilungen sind zumeist
dem Fortschritts-Glauben des 19. Jahrhunderts
verpflichtet. August Comte machte eine solche
Gliederung und auch Karl Marx- und die
jüngste Geschichte zeigt: es geht auch
umgekehrt, denn es gibt auch einen Weg vom
Staats-Sozialismus zum Kapitalismus.

Dennoch wollen wir eine Strukturierung wagen:
die Epoche der Industrie, die auf
Maschinentechnik und auch Computern beruhte,
wird abgelöst durch eine Epoche, die auf
Bio-Medizin beruht. Es ist nicht sicher, ob
dies die Ablösung der Industriegesellschaft
darstellt, vielleicht entsteht eine Art
bio-medizinische Industriegesellschaft. Aber
es ist -überspitzt ausgedrückt- nicht mehr
der Industriearbeiter, der arbeitet, sondern
die Kultur in einem Reagenzglas, kontrolliert
von den Augen weniger Wissenschaftler und
einiger Hilfskräfte. Was dieser Wandel in der
sozialen Zusammensetzung der Gesellschaft
bedeutet, soll uns hier aber nicht
interessieren.

Man kann auch zu der zukünftigen Entwicklung
einen anderen Zugang finden. Die

Landwirtschaft schrumpft bisher laufend, die
Industriearbeit nimmt auch ab, die
Dienstleistungs-Bereiche expandieren. Jetzt
kommt als vierter Bereich die
bio-medizinische Forschung und Produktion als
wichtiger Wirtschaftszweig hinzu, und eine
mit dem medizinisch-biologischen Komplex
verbundene modernisierte Landwirtschaft wird
möglicherweise wieder einen höheren
Stellenwert bekommen."Computer und
Lebenswissenschaft", erklärt uns der Arzt und
Biologie Jeremy Rifkin, "verschmelzen derzeit
vor unseren Augen zu einer neuen Basis der
Weltwirtschaft. Noch denken wir bei den Genen
meist an neue Nahrung oder Gentherapie. Aber
das ist nur der Anfang. Man will Gene für
Fasern entwickeln, die als Baumaterial
benutzt werden, oder Energie aus künstlichen
grünen Blättern gewinnen. Das ist mehr als
eine spannende Geschichte aus der Welt der
Wissenschaft."

In der Industrie ist diese Entwicklung
vielfach erkannt worden. Die Firma Hoechst
hat zum Leidwesen ihrer momentanen Aktionären
unter der Führung eines visionär denkenden
Vorstandes den Chemie-Bereich weitgehend
abgestoßen und konzentriert sich auf Pharma
und die Bio-Wissenschaften.

Die Wissenschaft wird voraussichtlich bis zum
Ende des Jahrzehnts des Jahrtausends das
menschliche Erbgut weitgehend entschlüsselt
haben. Wie weit die Bio-Wissenschaftler jetzt

schon sind, bewies ein Team aus israelischen und US-amerikanischen Forschern um den Entwicklungsbiologen James Thomson von der Universität Wisconsin. Dieser Forschergruppe gelang es durch Experimente nachzuweisen, daß embryonale Stammzellen dem Menschen entnommen
und aufbewahrt werden können. Sie behalten ihre Fähigkeiten, sich zu allen möglichen Arten von Körpergewebe zu entwickeln. James Thomson schreibt, daß seine Entdeckung eine "potentiell unerschöpfliche Quelle von Zellen für die Entwicklung neuer Wirkstoffe und Organtransplantationen" schaffe. John Gearhart von der John-Hopkins-Universität vermutet, daß durch diese Entdeckung Zellkulturen nicht nur für die Organverpflanzung gezüchtet, sondern auch so verändert werden können, daß der Empfängerorganismus sie nicht mehr abstoße."Wir können so Universalspender schaffen," jubelt er. Anwendungsgebiete dieser gentechnischen Erfindung sind beispielsweise die Parkinson`sche Krankheit, Diabetes, Krebs, Herzleiden, aber auch viele andere Gebrechen, bei denen Organtransplantationen sinnvoll sind. Finanziert wurde die Forschung von James Thomson und Kollegen durch die Geron Corporation, ein Biotechnik-Unternehmen, das tendenziell die Unsterblichkeit des Menschen anstrebt.

Auf die Frage, ob nicht nur einzelne Organe

aus menschlichen Zellen geschaffen werden
können, sondern auch der ganze Mensch,
antwortet der deutsche Entwicklungsbiologe
Peter Gruss:" Die Beweisführung verbietet
sich aus ethischen Gründen. Bei Mäusen ist
das jedenfalls gelungen: Aus embryonalen
Stammzellen dieser Gattung entstanden im
Labor neue Mäuse."

Horrorvisionen einer unkontrollierten
Entwicklung, wie die Bildung von Homunculi
aus tierischer und menschlicher DNS, scheinen
möglich. In Grossbritannien hat das Unterhaus im
Mai 2008 diese Möglichkeit von Hybriden,
Mischwesen aus menschlicher und tierischer
Erbinformation, legalisiert.

Das menschliche Erbgut könnte
künstlich verändert werden, Gene mit
bestimmten Eigenschaften entfernt oder
hinzugefügt werden. Die Züchtung von
Menschen
für bestimmte Aufgaben, wie sie Huxley
beschrieben hat, wird möglich sein. Die
Herrenrassen-Träume aus der NS-Zeit könnten
von verrückten Politikern und
Wissenschaftlern in irgendwelchen Ländern mit
den Mitteln der Wissenschaft zu einem
aberwitzigen Deja-vu-Erlebnis für die
Menschheit wiedererweckt werden. Aber auch
die Entstehung neuer pflanzlicher oder
tierischer Species, die durch außer Kontrolle
geratene Freilandversuche entstehen, ist
denkbar. Die Risiken für den Menschen

beispielsweise durch unabsichtlich künstlich erzeugte Bakterien oder Viren ist unwägbar. Das Risiko-Argument wiegt so schwer wie in der Kernenergie-Diskussion: Die Horror-Szenarien sind unwahrscheinlich, da auch die Wissenschaftler im allgemeinen professionell und subjektiv verantwortlich handeln. Doch die Horror-Szenarien sind möglich. Und das Wissen, das in der Welt ist, läßt sich nicht mehr entfernen. Goethes "Zauberlehrling" ist der Opfer seiner Kunst, der Mensch könnte das Opfer seiner wissenschaftlichen Fähigkeiten werden. Ein "Prinzip Verantwortung" muß ausschließen, daß durch die Wissenschaft unumkehrbare Prozesse ausgelöst werden. Doch wie soll so ein Prinzip in einer globalisierten Weltwirtschaft verankert werden? Die Stasi hat die Falsch-Meldung verbreitet, daß der "Aids-Virus" aus einem US-Labor für biologische Kriegsführung entwischt sei. Eine Propagandalüge gewiß, daß sie von vielen geglaubt wurde, sollte uns dennoch zu denken geben, denn sie wurde geglaubt, weil sie eine realistische Möglichkeit bezeichnet.

Eine große Gefahr ist, daß die Prinzipien der Verantwortung durch Gewöhnung immer stärker aufgeweicht werden. Die Wissenschaft entwickelt sich von Schritt zu Schritt. Viele dieser Schritte lassen sich in einem Diskurs noch rechtfertigen - besonders mit dem Hinweis auf neue Heilungschancen durch Gen-Technik für alte Krankheiten und Leiden

der Menschheit."Die neue Eugenik", prophezeit
Jeremy Rifkin, "kommt schleichend -
wohlmeinend, serviceorientiert, kommerziell."
Die mit dem biologisch-medizinische Komplex
verknüpften Politiker werden Beifall
klatschen, weil angeblich Arbeitsplätze
entstehen. Und Arbeitsplätze bedeuten
Wählerstimmen. Doch es droht der Umschlag,
wo aus wissenschaftlichem Fortschritt der
gesellschaftliche Rückschritt wird. Ein
Punkt, den viele nicht erkennen können oder
wollen.

Es gibt mindestens vier Bereiche, in der sich
die Gefahren und Möglichkeiten der
bio-medizinische Revolution bereits
abzeichnen.

a)Verbrechensbekämpfung

Der Kindermörder Ronny Rieken (30) aus einem
Dorf in der Nähe von Oldenburg wurde aufgrund
einer Speichelprobe identifiziert, deren
Struktur mit dem am Tatort hinterlassenden
"genetischen Fingerabdruck" identisch ist.
Was ist der "genetische Fingerabdruck"?
Genspuren können nicht nur aus Sperma, Blut
oder Speichel gewonnen werden. Es reicht eine
Hautschuppe oder ein einzelnes Haar. Die
Analyse beruht darauf, daß einzelne Abschnitt
der menschlichen DNA-Kette, die Träger der
Erbinformation ist, bei jedem Menschen sich
anders zusammensetzt. Mit Hilfe des Computers
können diese Unterschiede festgestellt

werden. Diese einzigartigen Merkmalen ähneln dem Strichcode auf einer Milchflasche. Stimmt der Strichcode des Verdächtigen und der der aufgefundenen Spuren am Tatort überein, ist die Wahrscheinlichkeit groß, daß es sich um den Täter handelt.

Gegen diesen Einsatz des "genetischen Fingerabdrucks" spricht an sich nichts. Nur wurden zur Auffindung dieses Täters Tausende einer Untersuchung unterzogen. Wo blieb der Aufschrei der FDP, der Grünen oder der Humanistischen Union? Ein solcher Eingriff in die Bürgerrechte ist seit vielen Jahren nicht mehr in der Bundesrepublik vorgekommen. Vielleicht hielten sich aber auch viele zurück, weil die Suche nach einem Kindermörder ein (taktisch) untaugliches Objekt für die Betonung der Bürgerrechte darstellt.

In Köln wurde kurze Zeit später auf der Suche nach einem Bankräuber einer größeren Anzahl von Menschen der genetische Fingerabdruck abgenommen.

Die Gefahren solcher Fahnungs-Aktionen, die damals noch von keinem Gesetz gedeckt waren, werden jedem an den Bürgerrechten Interessierten immer deutlicher.

Weniger bedenklich ist die Einrichtung einer "Gen-Datei", in die wegen schwerer Sexual- und Gewaltverbrechen Verurteilte, bei denen

Wiederholungsgefahr besteht , aufgenommen werden. Dies ist seit September 1998 in der Bundesrepublik Deutschland gesetzlich geregelt. Laut dem nordrhein-westfälischen Innen- und Justizminister Fritz Behrens werden in NRW mehr als 1600 Gewaltverbrecher in den Gefängnissen unter die Lupe genommen, um eine Aufnahme in die "Gen-Datei" zu prüfen. "Der genetische Fingerabdruck," so der Minister, "stellt ein wichtiges Hilfsmittel zur Aufklärung schwerer Straftaten dar, zum Beispiel bei der Überprüfung von Sexualstraftätern." Bei einer negativen Verhaltensprognose werden auch Straftäter, die ihre Strafe verbüßt haben und wieder in Freiheit leben, in die "Gen-Datei" aufgenommen, vorausgesetzt ihre Straftat ist im Bundeszentralregister noch nicht getilgt worden. Falls das zuständige Amtsgericht zum Schuß kommt, daß eine Aufnahme in die "Gen-Datei" angebracht ist, werden die Betroffenen zu freiwilligen Abgabe von Körperzellen oder einer Speichelprobe aufgefordert. Wenn sie dieser Aufforderung nicht Folge leisten, können sie auch aufgrund eines richterlichen Spruchs zur Abgabe eines genetischen Fingerabdrucks gezwungen werden.

Da der genetische Fingerabdruck ein sehr sicheres Identifizierungsmittel ist, bietet er die Gewähr dafür, daß die Verurteilung eines Unschuldigen bei Gewalttaten unwahrscheinlicher wird. Dennoch sind auch hier Gefahren nicht auszuschließen, die in

einem Ausufern der Dateien liegen und in der
Aufnahme von Verdächtigen, die noch keiner
Straftat überführt sind. Gerade polizeiliche
Dateiensammlungen in der Bundesrepublik
Deutschland scheinen von dieser
Ausuferungstendenz gekennzeichnet zu sein.
Vor einigen Monaten fand beispielsweise der
bayerische Datenschutzbeauftragte die
bayerische Sozialministerin als Straftäterin
in einer Datei - und zwar nur, weil sie von
einem Privatmann eines Vergehens
fälschlicherweise beschuldigt wurde. Das gab
dann selbst der CSU-Ministerin zu denken.

b) Geschlechtsbestimmung und Erbkrankheiten

Welche Folgen es hat, wenn die Eltern eine
Wahl beim Geschlecht der Kinder haben, zeigt
sich in China und Indien. Kindstötung und
Abtreibung von weiblichen Föten sind dort an
der Tagesordnung. Die Hoffnung, daß es
sozusagen die unsichtbare Hand des Marktes
regelt - wenn es weniger Frauen gibt, steigt
ihr Wert - ist in einer patriarchalisch
bestimmten Welt vergebens.

Mit der Entschlüsselung des menschlichen
Erbgutes ist nicht nur die Information über
das Geschlecht des Kindes möglich, sondern es

können planmäßig Kinder mit einem bestimmten Geschlecht gezeugt werden.

Bei erkannten Erbkrankheiten kann ebenfalls manipuliert werden. Durch Eingriffe in die Keimbahn wird der Defekt repariert. Die an sich segensreiche Entwicklung, die jedem mit gesunden Menschverstand einleuchtet, wird dazu benutzt, die bio-medizinische Forschung auch auf gefährlichen Gebieten zu rechtfertigen und zu stützen.

In der Bundesrepublik herrscht ein hohes Problembewußtsein. Aber in einer globalisierten Wirtschaft wird sich immer ein Land finden, in denen Frankensteins Söhne für Manipulationen am Erbgut aus arbeitsmarktwirtschaftlichen, steuerlichen oder Bestechungs-Gründen einen sicheren Hafen finden.

c) Der "gläserne Arbeitnehmer" Arbeitgeber werden in Zukunft bei der Personalauswahl an Informationen über das Erbgut interessiert sein. Vielleicht wird eines Tages bereits alles auf dem Chip der Krankenkasse gespeichert sein. Aber auch eine Untersuchung durch den Werks- oder Vertrauensarzt vor der Einstellung kann dem Arbeitgeber die notwendigen Informationen liefern.

Der durch Gen-Daten "gläserne Mensch" ist damit geschaffen. Informationen über das Erbgut ermöglichen Prognosen über die

Krankheiten und die Schaffenskraft der
Arbeitnehmer. Allein schon dies eröffnet der
Diskriminierung Tür und Tor. Doch die
Prognosen müssen nicht korrekt sein. Ein
Grund mehr dieser Entwicklung soviel
gesetzliche Steine wie möglich in den Weg zu
legen.

d)Lifestyle-Drogen

Während die Eingriffe und die Manipulation
des menschliche Erbgutes sozusagen der harte
Weg zu einer Veränderung menschlicher
Subjektivität darstellen, wird der Einfluß
der Lifestyle-Drogen auf eine sanfte Weise
das Wesen des Menschen verändern, aber
möglicherweise auch indirekt die medizinische
Versorgung der Weltgesellschaft verändern,
weil falsche Prioritäten gesetzt werden.

Als Lifestyle-Droge sollen alle Medikamente
bezeichnet werden, die medizinisch nicht
notwendig sind, aber das Verhalten und das
Wohlbefinden von Menschen konditionieren oder
beeinflußen. Für einen impotenten Mann ist
die Einnahme von Viagra allerdings keine
Einnahme einer Lifestyle-Droge.

Die Anti-Baby-Pille war wohl die erste
Lifestyle-Droge. Nur wurde sie nicht als
solche aufgefaßt. Der emanzipatorische Gewinn
für die Frau - und der Vorteil für den Mann-
lagen auf der Hand.

Es ist wohl auch kein Zufall, daß der Erfinder der Anti-Baby-Pille, Carl Djerassi, den ersten Roman über Viagra (dt. Die Mutter der Pille, auf englisch: N O) geschrieben hat. Zumindest für ihn liegen die Zusammenhänge klar vor Augen. Vielleicht verbindet beide Medikamente die Wunschträume von der ständigen Verfügbarkeit der Geschlechter, die vor der Erfindung beider Medikamente oft an der Biologie scheiterte.Es ist die Frage, ob die Nicht-Immer-Verfügbarkeit von Mann und Frau eine Qualität der menschlichen Sexualität und des Humanen überhaupt ausmachen - wie wohl die katholische Moraltheologie argumentieren würde - oder ob das ein alter Zopf ist, den wir einfach abschneiden, ohne etwas zu verlieren.

Der Griff zu Viagra hängt natürlich damit zusammen, daß von vielen Männern ein Art Leistungsdruck im Bett empfunden wird. Marita Meyer, die Initiatorin einer Ausstellung in Bremen zu diesem Thema und Mitarbeiterin einer Organisation, die bei sexuell übertragbaren Krankheiten hilft, erklärt dazu: "Das Thema ‚Sexualität und Leistung' ist heikel. Es ruft häufig einmal Ironie, ein unverständiges Lächeln, die Antwort:'Damit habe ich kein Problem', also immer etwas Abwehr und/oder innere Distanz hervor. Das ist an anderer Aspekt des Themas: Sexualität und Leistung paßt für viele scheinbar nicht zusammen, beziehungsweise hat

nichts mit ihnen persönlich zu tun. Sie
denken an das Plakative, zum Beispiel an die
Vermarktung durch die Medien, und
distanzieren sich davon." Die Abwehr verrät
aber gerade, daß viele Menschen, vor allem
Männer, sehr stark Sexualität als Leistung
sehen , daß einige Männer von diesem Aspekt
der Sexualität geradezu beherrscht werden.

In den USA wird darüber spekuliert, ob der
Griff zu Viagra nicht die Antwort des
amerikanischen Mannes auf seine
Verunsicherung durch den Feminismus ist.
Sicherlich fühlen sich amerikanischer Männer
in ihrer traditionellen Männer-Rolle und in
ihrer Haut nicht mehr so wohl wie zu Beginn
der 60er Jahren. Auch hat der Feminismus in
den USA in Einzelfällen einfach die
Geschlechter-Hierarchie umgedreht anstatt zur
Emanzipation beider Partner zu führen.

In Europa scheinen die Männer durch den
Feminismus nicht so verunsichert zu sein,
besonders die jungen Männer haben einen neuen
Stil gefunden. Doch auch in Europa wird ja
Viagra nicht so stark nachgefragt wie in den
USA, was dieses These des indirekten
Zusammenhangs von Feminismus und Viagra zu
bestätigen scheint.

Doch es spricht aber auch einiges gegen
diesen in den USA postulierten Zusammenhang.
Ein toller Hecht zu sein, ist seit Adam ein
Männer-Traum. Mit Viagra wird dieser Traum

wahr oder vielleicht auch nur scheinbar wahr.
Die Tendenz geht zu einer weltweiten Kultur
des Potenzkults. Der Mann, der immer kann,
wird sozusagen technologisch machbar. Der
Anteil von Technologie an der menschlichen
Sexualität hat in den letzten Jahren stetig
zugenommen. Mit Viagra wird eine neue
Qualitätsstufe erreicht. Zumindest die Frage
muß gestellt werden, ob Viagra nicht die
Sexualität des Menschen grundlegend
verändert. Und da Sexualität ein wesentliches
Merkmal der menschlichen Subjektivität
bildet, muß die Frage aufgeworfen werden, ob
Viagra nicht vielleicht geeignet ist, das
menschliche Wesen und die menschliche Kultur
zu verändern. Viagra fördert die ohnehin
vorhandene Tendenz, das "Liebemachen" - wie
die Franzosen sagen würden - zur Gymnastik
verkommen zu lassen. Man könnte fragen: Wo
bleibt denn da die Zärtlichkeit? " Viagra
wird das Ecstasy für die
Erektions-Athlethen," befürchtet der Baseler
Urologe Kurt Lehmann. Sicher ist, daß der
massenweise Konsum von Viagra nicht etwas
ist, was den Menschen und ihrer Beziehung
zueinander nur rein äußerlich bleibt. Dem
steht gegenüber, daß Viagra - besonders für
ältere Paare - ein Rückgewinn an Freude und
Lust sein kann. Die Beurteilung von viagra
kann also nicht nur eine negative sein. Und
selbst der Papst verurteilt die "Pille für
den Mann" im Gegensatz zur "Pille für die
Frau" nicht. Obwohl wohl insgeheim der
römische Klerus Viagra als "Pille für geile

Böcke" einschätzt. Konsequenterweise ist in

der Vatikan-Apotheke Viagra auch nicht im
Angebot.

Viagra dringt legal und illegal in die
letzten Ritzen der Welt. Während die meisten
westeuropäischen Ländern vorsichtig sind und
die Kosten von Viagra nicht durch die
Krankenkasse ersetzen lassen, drohen in
Ländern Osteuropas und der Dritten Welt durch
Viagra verzerrende und bizarre Effekte auf
das unterentwickelte Gesundheitswesen. Der
polnische Familienminister Kazimierz Kapera
unterstützte nicht nur die Freigabe von
Viagra, sondern sprach sich auch für eine
Subventionierung der Potenzpille aus. " Wenn
es wirklich die Geburtenrate in unserem
Vaterland verbessert, stehe ich voll dahinter
", versicherte er. "Sie zahlen nichts für
mein Rheumamittel, aber Viagra wollen sie uns
geben," empörte sich ein polnischer Rentner
über diese Einstellung. Die polnische
Vereinigung für Frauen und Familienplanung
protestierte energisch gegen den Minister:"
Die gegenwärtige Regierung kümmert sich mehr
um das Vergnügen der Männer als um die
Gesundheit der Frauen", erklärte die
Organisation. Sie fügte hinzu, daß der
Vorschlag desto seltsamer sei, weil die von
der Solidarität geführte Regierung am Anfang
des Jahres die finanzielle Unterstützung für
Empfängnisverhütung und Familienplanung

gekürzt habe. Aus der Sicht des
Familienministers, der mehr polnische Kinder
will, hat dies durchaus seine Logik.

Kritiker der Firma Pfizer werfen ihr vor, daß
Pfizer Viagra an gesunden jungen Männer
testete, es aber doch zur Verwendung bei eher
älteren Männern bestimmt sei. Daher sei die
Einführung von Viagra verfrüht gewesen. " Die
Einführung von Viagra ist der größte
medizinische Massenversuch in der
Weltgeschichte," bemerkte ein Arzt.

Diese Kritiker sahen sich durch die Berichte
über 123 Todesfälle in Zusammenhang mit
Viagra nur bestärkt in ihrer Haltung. Doch
muß man hier eine Einsicht der antiken
griechischen Philosophie berücksichtigen:
Ereignisse, die nach einander eintreten,
müssen nicht kausal durch einander bestimmt
sein. Das heißt: Von den ca. 3 Millionen
US-Amerikaner, die Viagra genommen haben,
sind 123 gestorben. An sich keine
Überraschung : Viagra macht nicht
unsterblich. Die Anwender gehörten in ihrer
überwiegenden Mehrheit der älteren Generation
an. "Mich wundert nur eins," sagt ein
amerikanischer Arzt, "daß es nicht noch mehr
Berichte über Todesfälle gibt." Die Food and
Drug Administration (FDA) untersuchte dieses
Berichte und für die angesehene amerikanische
Gesundheitsverwaltung gibt es keine Hinweise
darauf, daß Viagra ursächlich an diesen
Todesfällen beteiligt war. Die Mehrheit der

amerikanischen und europäischen Experten halten Viagra für ein relativ sicheres Medikament. Allerdings betont die FDA auch, daß dies nur ein vorläufiges Urteil sei und die Entwicklung weiter beobachtet werden müsse.

In der Medizin ist alles umstritten. Natürlich macht Viagra keine Ausnahme. Eine Reihe von Kritikern sieht Viagra negativer als die überwiegende Mehrheit der Experten. Der Sensenmann und die Wollust stellen Archetypen dar, die sehr schnell die Seele des Menschen beeinflussen und aufwühlen. Ein Ansatzpunkt der Kritik ist fast erkenntnistheoretischer Natur: Die Kausalstränge bei Personen zu trennen, die Viagra nehmen und daran sterben, dürfte äußerst diffizil sein. Sind sie an dem häufigen Zusammenfang von Koitus und Exitus gestorben? Gerade für ältere Männer - vom Bischof im Bordell bis zum Arbeiter im Ehebett - keine Seltenheit. Sind sie an irgendwelchen Krankheiten gestorben, die nichts mit Viagra zu tun haben? Oder hatte doch Viagra die Hand mit im Spiel?

Das englische Fachblatt "Lance" berichtet jedenfalls von einem Fall, bei dem ein 65 jähriger verstarb. Er war gerade frisch untersucht und für gesund befunden worden. Dennoch bekam er nach der Einnahme einer 50 mg Pille Viagra nach 30 Minuten einen tödlichen Herzinfarkt. "Die starken Schmerzen

in der Brust, bei einem Mann ohne
Risikofaktoren, kurz nach der Einnahme von
Viagra," erklären die holländische Doktoren,
"läßt vermuten, daß Sildenafil (Viagra)
ursächlich für den Infarkt war." Es kann
natürlich sein, daß Risikofaktoren bei diesem
Mann übersehen wurden, aber auch dies gibt zu
denken. Denn es kann auch in anderen Fällen
vorkommen. Pfizer Deutschland hat jedenfalls
einen Brief an Notärzte und Sanitätspersonal
geschrieben, in dem Pfizer bittet, Patienten
nach einem Herzanfall zu fragen, ob Viagra
eingenommen wurde. Das zeigt, daß selbst der
Hersteller einen Zusammenhang nicht ganz
ausschließt. Es verdeutlicht allerdings auch,
wie verantwortungsvoll und ernst Pfizer die
Problematik "handelt".

Wir gehen mit der Mehrheit der Experten aus,
daß Viagra keineswegs tödliche Folgen hat,
doch bedeutet das nicht, daß Viagra keine
gesundheitliche Gefahren auslösen kann.
Patienten, die an Herz- oder Leberproblemen
leiden, dürfen Viagra nicht nehmen. Das
bedeutet auch, daß eine Selbstmedikamentation
mit Viagra nach einer Bestellung im Internet
von Risiken begleitet ist. Amerikanische
Ärzte berichten, daß ihre Patienten beim
Hinausgehen zwischen Tür und Angel nach
Viagra fragen. Auch Viagra auf Rezept
garantiert nicht, daß keine gefährlichen
Nebenwirkungen auftreten können. Deshalb hat
die Europäische Gemeinschaft Viagra nicht nur
zu einem rezeptpflichtigen Medikament

gemacht, sondern auch vorgeschrieben, daß der
Verschreibung durch Viagra eine gründliche
Untersuchung durch den Arzt vorauszugehen
hat. Ein Arzt, der die Krankengeschichte
seines Patienten kennt, ist sicherlich
berufener Viagra zu verschreiben als ein dem
Patienten unbekannter Facharzt.

Es gibt eine ganze Liste von Medikamenten,
die nicht genommen werden dürfen, wenn Viagra
genommen wird und umgekehrt. Diese
Medikamente enthalten Nitrate. Sie erweitern
ebenfalls wie Viagra die Blutgefäße und
können die Wirkung von Viagra auf eine
unerwünschte Weise verstärken. Nur ein
Patient, der sich über die Wirkstoffe in
seinen Medikamenten und über mögliche
vorhandene Risikofaktoren durch eine
Untersuchung informiert, minimiert die
eventuell vorhandenen Risiken von Viagra.

Das Phänomen Viagra blieb nicht ohne Folgen
für die Börse: Der Kurs der Pfizer-Aktie hat
sich in den letzten zwölf Monaten mehr als
verdoppelt. Viagra wurde für 411 Millionen
Dollar im zweiten Quartal 1998 verkauft. Im
dritten Quartal sank der Umsatz allerdings
auf 141 Millionen US-Dollar. Insgesamt wurden
an drei Millionen US-Amerikaner etwa 5
Millionen mal Viagra verschrieben. 20.000
Viagra-Internet-Seiten dürften zigtausende
Packungen Viagra direkt an den Mann gebracht
haben. Dank Viagra stieg der Kurs von Pfizer
um 64 Prozent von 1,66 Milliarden Dollar auf

2,72 Milliarden Dollar.

Europa und auch tendenziell die USA hat
aufgrund des medizinischen und sozialen
Fortschrittes einen so hohen Anteil von alten
Menschen wie noch nie, von zu einem großen
Teil jugendlich wirkenden, frischen ,
konsumfreudigen Alten. Was liegt näher für
die Pharmaindustrie als Medikamente für diese
Zielgruppe zu entwickeln. Schon aus diesem
Grund sind Lifestyle-Drogen im Trend der
Zeit.

Neben Viagra sind zwei weitere
Lifestyle-Drogen auf den Markt gekommen. Für
die Entwicklung des Schlankheitsmittels
Xenical hat Hoffmann-La Roche etwa 700
Millionen Franken investiert. Das Geld dürfte
gut angelegt sein. Die Fettbremse kostet in
der Monatspackung 198 DM. Sie hilft beim
Abspecken, indem sie die Fettaufnahme aus der
Nahrung im Darm zum Teil blockiert. Der
Appetitzügler Reductil ist bereits in den USA
zugelassen worden. Die BASF-Tochter Knoll
wird ihn in Europa vermarkten. Er täuscht
das Gehirn durch die Botenstoffe Serotonin
und Noradrelin über den Grad der Sättigung.
Die Gefahr der Persönlichkeitsveränderung des
Reductil-Konsumenten liegt auf der Hand. Hans
Schuh spricht in der "Zeit" von "Hirnwäsche".
Die Kosten für eine Monatsration dürften etwa
200 DM betragen. Sowohl Xenical und Reductil
verstärken den Glauben an die medizinische,

quasi-technologische Machbarkeit menschlicher
Körperlichkeit und , falls sie wie
versprochen wirksam sind, realisieren sie
auch diese Machbarkeit.Damit ist ein Sprung
in eine neue Qualität erreicht. Alle drei
Medikamente haben gemeinsam, daß sie nicht
wirklich heilen, sondern zeitweise Schwächen
wie Übergewicht und Impotenz beheben. Der
Patient- hier wohl eher Kunde- bleibt auf die
Nachfuhr aus den Pharmakonzernen angewiesen.
Ein Zustand, wie er idealer für die
Pharmaindustrie nicht sein könnte.

 Um sich zum Verkaufsschlager zu entwickeln,
müßte der Umsatz eines Medikamentes eine
Milliarde Dollar pro Jahr übersteigen. Das
gelingt aber nur mit einem Präparat, an dem
viele Leute mit Kaufkraft interessiert sind -
und das sich auch tatsächlich viele Leute
verschreiben lassen oder (in der Apotheke)
kaufen.

Während weltweit eine Milliarde Menschen an
Infektionskrankheiten leidet, vermarkten
Pharma-Konzerne profitable
"Lifestyle-Pillen". Nicht die besonders in
der Dritten Welt wiederkehrenden Epidemien
mit zum teil tödlichen Folgen werden mit
Priorität erforscht, sondern Übergewicht,
Haarausfall und schlechte Laune der
"Wohlstandsbürger". Den Stimmungsheber
Prozac

bringt die Firma Eli Lilly 70.000 mal pro Tag
an den Mann (und vor allem auch an die
Frau) - und nicht etwa nur an Kranke.

Die Pharma-Multis wehren sich gegen den
Vorwurf, die Pharma-Forschung sei vom Prinzip
der Gewinnmaximierung bestimmt.Conrad
Engler,
Geschäftsleiter von Pharma Information gibt
zwar zu, daß "innovative Produkte mit einem
gewissen Marktpotential" auf den Markt
gebracht werden müßten, um die Forschung nach
neuen Medikamenten finanziell möglich zu
machen, aber parallel dazu würden auch
Medikamente für eher seltene Krankheiten
entwickelt, so zum Beispiel vor kurzem das
Präperat Mabthera gegen seltene lymphatische
Krebsarten.

Die internationale Pharmaforschung folgt
dennoch den Gesetzen des Marktes. Der Beweis:
In den letzten zehn Jahren sank die Zahl der
neu eingeführten Medikamenten weltweit von 62
(1987) auf 36 (1996). Jürgen Drews,
ehemaliges Konzernleitungsmitglied und
langjähriger Forschungschef bei Roche und
Sandoz schreibt in seinem Buch "Die
verspielte Zukunft": "Ein neues Medikament zu
entwickeln, bis es als registriertes Präparat
auf den Markt kommt, wird immer teurer; damit
steigen auch die Umsätze, die das Mittel
einbringen muß." Nach Angaben der Schweizer
Hersteller Roche und Novartis kostet die

Entwicklung und das Vermarkten eines neuen Medikaments 400 bis 500 Millionen Franken. Daher werden eher überflüssige, aber gewinnträchtige Lifestyle-Drogen als notwendige, aber wenig profitable Medikamente entwickelt. Zum Beispiel nicht Medikamente gegen die Malaria, die Schlafkrankheit oder Fadenwürmerbefall (Filariasis). Aber nicht nur die Menschen der Dritten Welt werden geschädigt, sondern auch die Menschen in den entwickelten Industrieländern, die an einer sogenannten seltenen Krankheit leiden. In den USA nennt man ein Gebrechen, an denen weniger als 200.000 US-Bürger erkrankt sind , eine"rare disease" (seltene Krankheit). Rund 5000 der weltweit 30.000 bekannten Gesundheitsdefekte oder 10 Prozent aller Erkrankungen fallen in diese Kategorie. 10 bis 20 Millionen US-Bürger - und vermutlich ebenso viele Mensch in der EU - leiden an einer solchen "seltenen Krankheit".

In den USA wird die Forschung für bestimmte Medikamente bereits seit den 80er Jahren staatlich unterstützt. In Europa -mit Ausnahme von Frankreich und Spanien gibt es solche Subventionen im Pharmabereich noch nicht. Der Eingriff des Staats durch Subventionen oder gesetzlichen Zwang ist die einzige Möglichkeit eine falsche Tendenz zu korrigieren, die durch die "Lifestyle Drogen" noch verstärkt wird.

Dr. Karl-Heinz Munter, Geschäftsführer der Arzneimittelkommission der deutschen Ärzteschaft

Lifestyle-Drogen - Körperkult auf Krankenschein -

Verstärkte Verfügbarkeit von Arzneimitteln. Welche Risiken verbergen sich dahinter?

Im Mai 1997 wurde eine Resolution von der Weltgesundheitsorganisation (WHO) zum Thema "Bewerbung und Verkauf von pharmazeutischen Produkten im Internet" verabschiedet. Darin wurde mit Besorgnis gesehen, daß der Bezug von rezeptpflichtigen Medikamenten durch Patienten und Verbraucher ohne Interventionen von Ärzten oder Apotheken über Grenzen hinweg möglich ist. Die Resolution fordert die Generaldirektion der WHO auf, eine ad hoc-Arbeitsgruppe mit beratender Funktion einzurichten. U. a. soll diese Arbeitsgruppe Guidelines für nationale Regierungen ausarbeiten, die Beratungsinhalte durch die Benutzung des Internets für die Bürger enthalten.

Die Arzneimittelkommission der deutschen Ärzteschaft (AkdÄ), Fachausschuß der Bundesärztekammer, hatte in zwei

Presseerklärungen unter den Überschriften "Achtung
Lebensgefahr! - Pillenversand via Internet"
und "Internet-Medikamente: Warnung vor
gefährlichen Qualitätsmängeln" die
Öffentlichkeit vor dem Bezug von
Arzneimitteln über Internet gewarnt. Damals
wurden vornehmlich Medikamente unter dem
Begriff "Smart Drugs" ("schicke"
Arzneimittel) angeboten. Unter "Smart Drugs"
oder die synonym benutzte Bezeichnung
"Anti-Aging Medicine" (vor dem Altern
schützende Medikamente) werden Arzneimittel
verstanden, die eine altersvorbeugende
Wirkung (z. B. Deprenyl) besitzen, die eine
Intelligenzbeschleunigung (z. B. Piracetam)
versprechen, die das Konzentrations-vermögen
(z. B. Phenytoin) erhöhen, das allgemeine
Wahrnehmungsgefühl für Umwelteinflüsse oder
Streßparameter verbessern (z. B. Piracetam)
und Denkleistungen fördern (z. B. Hydergin).
Diese angepriesenen Eigenschaften sind in
keiner Weise wissenschaftlich begründet.
Zudem sind die Medikamente in der Regel in
Deutschland verschreibungspflichtig.

Nach dem
deutschen Gesetz für den Verkehr von
Arzneimitteln (AMG, §49) sind
verschreibungspflichtige Medikamente unter
anderem solche, die Stoffe beinhalten, deren
Wirkungen in der medizinischen Wissenschaft
nicht allgemein bekannt sind. Pharmazeutische
Unternehmer müssen bei

verschreibungspflichtigen Arzneimitteln
regelmäßig Erfahrungsberichte anfertigen, in
denen Erkenntnisse über Wirkungen, Art und
Häufigkeit von Nebenwirkungen, Gegenanzeigen
und Wechselwirkungen aufgeführt sind. Die
Risiken dieser im Internet angepriesenen
Arzneimittel werden verschwiegen oder nur
unvollständig aufgeführt.

 Im AMG sind strikt
einzuhaltende Vorgaben für die
Packungsbeilage aufgeführt, die eine
umfassende und notwendige Information des
Patienten gewährleisten soll. Neben der dem
AMG zuwiderlaufenden Bezug solcher
Arzneimittel wird auch im Bereich der
Patienteninformation das AMG unterlaufen. Man
muß konstatieren, daß das
Kommunikationsmedium Internet eine Situation
hervorgerufen hat, die den Intentionen des
AMG entgegenlaufen und die über das AMG
auch nicht geregelt werden können. Auch im
europäischen Bereich liegt ein Verbot vor,
wenn ein Produkt im Internet beworben wird,
das in der Europäischen Union nicht
zugelassen ist und bei dem Qualität,
Wirksamkeit und Sicherheit des Arzneimittels
nicht belegt sind. Zudem ist das Bewerben von
rezeptpflichtigen Arzneimitteln in Europa
nach der Richtlinie 92/28 EWG und in
Deutschland nach dem Heilmittelwerbegesetz
untersagt.

Die Versandrichtlinie, die
Richtlinie 97/7EWG "Über den
Verbraucherschutz bei Vertragsabschlüssen im
Fernabsatz", erlaubt den Mitgliedsstaaten den
Versandhandel mit Arzneimitteln auf ihrem
Hoheitsgebiet zu untersagen. Trotz dieser
Verbote nimmt die Werbung und der Verkauf von
Arzneimitteln über das Internet weiter zu. Es
handelt sich um ein profitreiches Geschäft.

Das Internet stellt ein anarchisches und
unstrukturiertes Informations- und
Kommunikationssystem dar, das erlaubt, ohne
Kontrollmechanismen von jedem Ort der Welt
Informationen und Werbeaktivitäten zu
Medikamenten in das world wide web (www)
einzuschleusen. Dies wissend, hat die
europäische Kommission auch eher auf
pragmatische Lösungen als auf
gesetzgeberische Maßnahmen gesetzt. So
fordert sie Selbstkontrollmechanismen der
pharmazeutischen Industrie, diskutiert das
Problem mit außereuropäischen Ländern sowie
mit der WHO (siehe oben: Resolution der WHO).
Alle bisherigen Absichtserklärungen, den
Mißbrauch des Bezugs von Medikamenten über
das Internet zu verhindern, folgten weder
national noch europäisch greifende Maßnahmen.

So erscheint z. Zt. der Weg an die
Öffentlichkeit die wichtigste Option zu sein.
Die Bürgerinnen und Bürger müssen vor den
Informationen und den Verlockungen der

skrupellosen, auf Profit ausgerichteten
Anbieter gewarnt werden. Eine andere
Nuancierung erhält nun der Tatbestand, daß
sog. Lifestyle-Drogen, wie Viagra® und
Xenical® zwar offiziell in Deutschland als
verschreibungspflichtige Medikamente
zugelassen und im Vertrieb sind, die
Krankenkassen aber für diese Medikamente
keine Kostenerstattung übernehmen wollen.

Wer also Viagra® oder Xenical® benötigt, kann
sich bei seinem Arzt ein Privatrezept
ausstellen lassen und die Medikamente in
einer deutsche Apotheke kaufen. Das
Preisniveau beider Medikamente ist hoch. Im
Internet werden beide Medikamente jedoch zu
deutlich geringeren Preisen angeboten. Das
wirft folgende Fragen auf:

1.   Darf ein
Patient, der ein rechtmäßig ausgestelltes
deutsches Rezept besitzt, ein Medikament über
das Internet beziehen?

2.   Wie verhalten sich
die Firmen bzgl. haftungsrechtlicher Fragen,
also bei Auftreten von Schäden?
Möglicherweise verweisen sie darauf, daß
diese über das Internet bezogene Präparate,
z. B. die entsprechenden amerikanischen
Produkte der gleichen Firma, nicht die nach
deutschem Recht zugelassenen sind, worauf
sich aber das Haftungsrecht nach dem
Arzneimittelgesetz bezieht.

3.   Wie groß ist
die Gefahr einzuschätzen, daß ein Patient
dieses Medikament ohne eine weitere ärztliche
Konsultation wiederholt über das Internet
bezieht?

4.   Welche Qualität und
Versorgungskette wird durch den Bezug über
das Internet gewährleistet? Deutsche
Apotheken gewährleisten die Abgabe von
qualitätsgesicherten Medikamenten. Sie
unterliegen dabei strengen behördlichen
Regelungen und Kontrollen.

All diese Fragen
sind ungelöst und die AkdÄ fordert die
Beteiligten auf, hierzu Stellung zu beziehen
und Maßnahmen zu ergreifen. Wir erwarten
offizielle Stellungnahmen von der
pharmazeutischen Industrie, die bislang - und
das muß man an dieser Stelle einmal deutlich
sagen - keine Erklärungen zu dieser ganzen
Problematik öffentlich abgegeben hat.

 Das verwundert, weil die pharmazeutische
Industrie immer wieder beteuert, daß sie ein
starkes Interesse an einem sicheren
Arzneimittelumgang besitzt und dem
Patientenschutz einen hohen Stellenwert
beimißt. Das Bundesministerium für Gesundheit
hat zu dieser Thematik ebenfalls noch keine
öffentliche Stellungnahmen oder beratende

Informationen abgegeben, obwohl ihm
entsprechende Instrumente zur Verfügung
stehen, wie z. B. die Bundeszentrale für
gesundheitliche Aufklärung.

Wir erinnern uns, daß im Bereich der AIDS-
Aufklärung ganz
erhebliche Öffentlichkeitsarbeit geleistet
wurde und wird. Das zeigt, daß bei
vorhandenem Wille und auch beim Erkennen der
Ernsthaftigkeit einer gesundheitlichen
Problematik Informationsmöglichkeiten
wahrgenommen werden können. Das
Bundesinstitut für Arzneimittel und
Medizinprodukte (BfArM), das auch für
Patientenschutz zuständig ist, hat sich zu
diesem Thema ebenfalls nicht öffentlich
geäußert. Selbst wenn man z. Zt. keine
endgültigen Vorschläge zur Lösung des
Problems besitzt, kann das Aufmerksammachen
auf mögliche Gefahren und auch die rechtlich
eingeschränkte Handlungsfähigkeit des BfArM
ein Signal an die Öffentlichkeit und die
Politik sein.

 Auch von den
Verbraucherverbänden werden adäquate
öffentliche Stellungnahmen oder Aktivitäten
in diesem Bereich vermißt. Oft erfahren
Patienten erst aus den Medien, daß sie
Medikamente "rezeptfrei" über Internet
beziehen können. Die AkdÄ fordert daher, daß,
neben dem Engagement zur inhaltlichen
Problemlösung, die Aufklärungsarbeit in

Deutschland zu diesem Thema, insbesondere auch zu den aufgeworfenen Fragen (siehe oben), verbessert werden muß. Fazit: Deutschland besitzt ein weltweit geachtetes und beachtetes Gesetz über den Verkehr von Arzneimitteln (AMG), das einen sicheren Umgang mit Arzneimitteln gewährleistet: von der Entwicklung eines Arzneimittels, der Prüfung, der Zulassung bis hin zum Vertrieb und der Information über das Arzneimittel. Das AMG wird durch die freie Verfügbarkeit von Arzneimitteln im Internet umgangen.

Die AkdÄ ist der Meinung, daß die oben angesprochenen Institutionen die potentiellen Gefahren für den Verbraucher im vollen Umfang noch nicht begriffen haben. Zum Schluß möchte ich noch einige generelle Anmerkungen zu diesem Thema machen. Der Staat nimmt sich der Aufgabe an, Bürgerschutz im Umgang mit Arzneimitteln durch ein entsprechendes Gesetz, das Gesetz über den Verkehr von Arzneimitteln (AMG), zu gewährleisten.

Man kann sich fragen, wieviel staatlichen Bürgerschutz brauchen wir? Wie weit muß der Staat sich in die Privatsphäre des Bürgers einbinden? Die gesundheitliche Situation bzw. die Krankheitssituation des Bürgers stellt sogar eine ganz besondere Privatsphäre dar. Wo bleibt die individuelle Eigenverantwortung? Wo sind die Grenzen zwischen staatlicher Fürsorge und privater Eigenverantwortung zu ziehen? Diese Fragen

müssen gestattet sein, wenn man sich
erinnert, daß sich vor kurzem ein Berliner
Verwaltungsgericht in einem Verfahren
Pharmazeutische Hersteller ./. Bundesinstitut
für Arzneimittel und Medizinprodukte zum
Thema "orale Kontrazeptiva, III. Generation",
gegen die Maßnahmen des Bundesinstitutes zur
Arzneimittelrisikoabwehr entschieden hat.

Bei dieser Risikomaßnahme, die das
Bundesinstitut
mit der AkdÄ vielfach diskutiert hat und die
wohl begründet war, handelte es sich um die
Aufnahme weiterer Informationen in die
Packungsbeilage und die Informationen für
Fachkreise über ein erhöhtes
Thromboembolierisiko oraler Kontrazeptiva der
III. Generation im Vergleich zu oralen
Kontrazeptiva der II. Generation bei
bestimmten Patientinnenpopulationen.

 Das Verwaltungsgericht hat bei seinem Urteil,
die wirtschaftlichen Interessen der
pharmazeutischen Unternehmer, d. h. die
Risiken möglicher Absatz- und
Ergebniseinbußen, höher eingestuft als den
individuellen Bürgerschutz. Weiter hat das
Gericht die Frage erörtert, ob der
"begründete Verdacht" eines
Arzneimittelrisikos, und dieser Verdacht
stellt die Grundlage nach dem AMG für das
Bundesinstitut für Arzneimittel dar,
Maßnahmen zur Risikoabwehr nach bestimmten
Stufenkriterien (Stufenplan) einzuleiten, ein

geeignetes Kriterium sei. Das deutsche
Arzneimittelgesetz genießt unter anderem aber
gerade deshalb weltweit große Beachtung, weil
im Bereich der Risikoabwehr der bereits
"begründete Verdacht" die Grundlage für
Bürgerschutz-relevante Maßnamen darstellt.

Dieses Urteil scheint in einer gewissen
einheitlichen Linie mit anderen Urteilen zu
stehen. Ich denke hier an das Cordichin- und
das Wobenzym-Urteil gegen die AkdÄ, initiert
von den Pharmaunternehmen Knoll und Mucos
Pharma; aber auch das Urteil gegen den
Arzneiverordnungs-Report ?97 des
Wissenschaftlichen Dienstes der
Ortskrankenkassen (WidO) muß in diesem
Zusammenhang erwähnt werden. Die AkdÄ muß
feststellen, daß in Deutschland die Aspekte
des Patienten- und Bürgerschutzes im Bereich
Arzneimittel bislang nicht mit vollem
Engagement von den in der Politik
Verantwortlichen wahrgenommen wurde.

 Auch das oben erwähnte
Verwaltungsgerichtsurteil wurde
bislang weder öffentlich kritisch
kommentiert, noch wurden Konsequenzen von
seiten der Verantwortlichen gezogen. Zunächst
aber sollten die politisch Verantwortlichen
grundsätzlich erst einmal für sich Klarheit
gewinnen, welchen Stellenwert der
Bürgerschutz im Bereich Arzneimittel besitzt.
Kommt man zu der Erkenntnis, daß dies auch

zukünftig eine hoheitliche Aufgabe des
Staates sein soll, muß diesem Anspruch auch
konsequent durch entsprechende gesetzliche
Regelungen unbedingt und eindeutig Rechnung
getragen werden.

Die AkdÄ fordert auch die
neue Bundesregierung auf, sich möglichst bald
dieser Problematik anzunehmen und praktikable
Lösungen zu finden. Die AkdÄ steht für
Diskussionen und Meinungsaustausch zur
Verfügung und wird Initiativen zur Umsetzung
unterstützen. Insbesondere eine
Harmonisierung von Sozialgesetzbuch,
Arzneimittelgesetz und Wettbewerbsrecht muß
angestrebt werden.

Die Arzneimittelkommission
der deutschen Ärzteschaft hat entschieden,
sich auf dem Gebiet der Patienteninformation
verstärkt zu engagieren. So werden in
Zusammenarbeit mit Krankenkassen und anderen
Institutionen seit Mitte letzten Jahres
patientenverständliche Informationen zu
Arzneimitteln und Arzneimitteltherapien mit
dem Ziel erarbeitet, den Patienten ein
besseres Wissen um Nutzen und Risiko von
Medikamenten zu vermitteln und ihnen zu
helfen, verantwortungsbewußter mit diesem
Thema umzugehen. In Zusammenarbeit mit der
Pressestelle der deutschen Ärzteschaft werden
wir mit dem heutigen Tage in der
Internetpräsenz der Bundesärztekammer
Informationen zu Lifes-Style-Medikamenten zur

Verfügung stellen. Begonnen wird mit Informationen zu den Medikamenten Viagra®, Xenical® und Proscar®. Weitere sachliche und wertneutrale Informationen zu anderen Life-Style-Medikamenten werden in regelmäßigen Abständen folgen.

**Dr. Bruno Müller-Oerlinghausen,
Vorsitzender der Arzneimittelkommission der
deutschen Ärzteschaft**

**Lifestyle-Drogen-Körperkult auf
Krankenschein - Zur Definition von
Gesundheit
und Gesundsein**

Der Ausdruck "Lifestyle-Medikamente" oder
"Lifestyle-Drogen" hat sich in der
Öffentlichkeit in Windeseile durchgesetzt,
ohne daß bislang mehr als ein sehr unscharfer
Bedeutungshorizont hierzu existiert. Schon
bei oberflächlicher Beschäftigung mit diesem
Problembereich (ist es überhaupt ein
Problem?) gerät man aber in eine offenkundige
Dialektik.

Da existiert auf der einen Seite
die Definition der WHO, Gesundheit sei die
Abwesenheit jeder denkbaren
biopsycho-sozialen Beeinträchtigung. Auf der
anderen Seite erleben wir derzeit eine
interessante Entwicklung - an der auch die
neue Regierung vermutlich nichts wesentliches
wird ändern können bzw. wollen - hin zu einer
stärkeren Selbstverantwortlichkeit des
Bürgers, - des Bürgers einer immer älter
werdenden und damit gesundheitlich immer

stärker gefährdeten Bevölkerung, in der man
rechtzeitig vorsorgen muß, um nicht
frühzeitig im harten Wettbewerb von gutem
Aussehen, körperlicher und seelischer
Vitalität und Modernität zu unterliegen bzw.
der Mitwelt eine zunehmend schlechter
akzeptierte Bürde zu werden.
"Gesundheitsvorsorge" gewinnt möglicherweise
eine stark verbreitete Bedeutung, und in
diesem Kontext müssen wir uns auf mehr
Nachdenken über "Gesundheit" und "Krankheit"
einlassen.

1.
Was ist Krankheit?

Im allgemeinen wird darauf in der westlichen
Welt etwa so geantwortet: "Krankheit ist eine
Störung der Lebensvorgänge, die die
allgemeine Leistungsfähigkeit des Individuums
beeinträchtigt und die mit meßbaren oder
erfahrbaren Veränderungen des Körpers
einhergeht."

Es wäre freilich vielleicht
wichtiger über das Wesen von Kranksein zu
sprechen und über Definitionen von Gesundheit
bzw. Gesundsein. Der Begriff Kranksein
verweist uns darauf, den kranken Menschen im
Blick zu haben, der zum Arzt geht, weil er in
Not ist, sich krank fühlt. (Mhd. "kranc" ist
= schwach, kraftlos. Victor von Weizsäcker:
"ich bin krank" - eine Zelle, eine Chromosom
kann nicht Ich sagen.) Definition von
Krankheit ist abhängig von unserem Konzept
von Gesundheit oder Gesundsein, ist
eingebettet in den jeweiligen kulturellen
Kontext.

Als wir noch in einer animistischen
Welt von Geistern und Dämonen lebten, war
Krankheit etwas, das den Menschen von außen
anfällt, das uns angehext wird (enthalten

noch im "Hexenschuß", Voodoo-Zauber).
Therapeutische Antwort wäre dann der
Exorzismus.

In der Antike, in der Zeit von
Hippokrates spielte die Idee des
Gleichgewichts (innen zu innen, innen zu
außen) des inneren Gleichgewichts der Säfte,
aber auch des Maßhaltens und damit im
Einklang-mit-den-göttlichen-Gesetzen-leben
eine entscheidende Rolle. Krankheit war ein
Ungleichgewicht. Deshalb stand die Diäthetik,
die Lehre von der richtigen, gesund machenden
Lebensordnung in hohem Ansehen. (Demokrit,
ein skeptischer Philosoph spottete: "Die
Menschen erbitten von den Göttern Gesundheit
und wissen nicht, daß sie die Macht darüber
in sich selbst haben. Aber indem sie durch
Unmäßigkeit freveln, verraten sie selbst
durch ihre Begierden ihre Gesundheit".)

Auch für die chinesische Medizin ist die Balance
z. B. von Yin und Yang das übergreifende
Konzept von Gesundsein, - und dementsprechend
ist die chinesische Medizin weitgehend eine
präventive, diese Balance ständig
wiederherstellende. Von da ist es ein weiter
Weg bis schließlich in moderner Zeit die WHO
Gesundheit als die Abwesenheit jeder
körperlichen, psychischen oder sozialen
Beeinträchtigung definiert - mit praktischen
Folgen, die wir täglich in der Diskussion
über die Finanzierbarkeit unseres

Gesundheitswesens zu spüren bekommen.

Dahinter steckt eine medizinische bzw. Sozialutopie, die wiederum nur entstehen konnte in dem Bewußtsein der menschlichen Omnipotenz, im Vertrauen auf die wachsenden Möglichkeiten unserer Manipulationen am Menschen und seiner Umwelt. Was früher eine Fügung war oder auch ein Schicksalsschlag, was also in einem spirituellen Sinn quasi als "funktionell" angesehen wurde (bis hin zur Sinnhaftigkeit von Leiden im Christentum), das wird jetzt zur Funktionsstörung im Rahmen eines Menschen- und Weltbildes, das von der Idee sich selbst steuernder Maschinen geprägt ist.

2. Ist eine neue Definition von Krankheit nötig?

Ich bezweifle, daß dies die
Lösung ist. Ohnehin werden innerhalb unserer
westlichen, wissenschaftlichen, statistischen
und systemorientierten Medizin die Grenzen
von Gesundheit und Krankheit immer mehr
unscharf.

Die moderne Medizin hat die
Krankheitslehre etwa vom 19. Jh. an von einer
Gesundheitslehre abgetrennt mit fatalen
Folgen: Nämlich einem Mangel einer
verbindlichen übergreifenden Vorstellung, was
Krankheit eigentlich ist. Statt dessen haben
wir einen Bausteinkasten von unzähligen
Krankheitssymptomen, Syndromen etc.

Je mehr wir aber unser Augenmerk auf einzelne
Lebensvorgänge und das sehr weltlich
aufgefaßte Leben überhaupt als Systemprozesse
richten, um so unmöglicher wird eine
Unterscheidung von gesund und krank, wie es
sich zur Zeit an der zunehmenden Diskussion
über die Bewertung von "Subthreshold
Disorders" zeigt.

Individuelle Störmuster
werden, auch basierend auf der Chaostheorie,

im Rahmen von individuellen und
gesellschaftlichen Bezugssystemen
beschrieben. Die Medizin wird, (wie es
Rolf-Dieter Hesch sieht), zunehmend eine
Wissenschaft der manipulativen Möglichkeiten
werden (menschliches Genom, Hirn,
Immunsystem), die innerhalb einer
pluralistischen, ihre Grenzen ständig
verschiebenden experimentierfreudigen
Gesellschaft technische Angebote macht, ohne
verbindliche Voraussagen über die
Konsequenzen, über die therapeutische
Wirksamkeit machen zu können. Insofern kommt
in diesem Kaufmannsladen den
selbstverantwortlichen Entscheidungen des
Patienten, Klienten oder Konsumenten
zunehmende Bedeutung zu.

Was kann dabei die
gesellschaftliche Maxime sein? Maximale
Verminderung von Leid? Gleichzusetzen etwa
mit Glück? (Ein verbriefter Anspruch des
Individuums seit der französischen Revolution
bzw. der amerikanischen
Unabhängigkeitserklärung?). In jedem Fall
werden wir von der Idee "Gesundheit als
Besitz" Abschied nehmen müssen zugunsten von
"Gesundheit und Gesundsein als einem
lebenslangen, selbst verantworteten Prozeß".
Und wir werden Abschied nehmen müssen von
der Idee, Gesundheit sei die völlige Abwesenheit
von Störungen. Denn unsere moderne Medizin
schafft nicht den entstörten Menschen, sie
erhält zumindest bislang den nach wie vor

gestörten Menschen leidreduziert länger am
Leben, und - wenn wir der erbarmungslosen
Medizinkritik von Ivan Illich folgen - sie
trägt unter dem Signum der
Selbstverantwortung dazu bei, den Menschen
sein entspiritualisiertes Leben perfekt in
eine von uns verdorbene, zunehmend zerstörte
Umwelt sich anpassen zu lassen. Deshalb
nannte Ivan Illich die moderne Rede von der
selbstverantworteten Gesundheit
gotteslästerlich und sündhaft.

Der Tübinger Medizinethiker Dieter Rössler wies
dem modernen Arzt die Aufgabe zu, öffentlich
darüber aufzuklären, daß Gesundheit nicht die
Abwesenheit von Störungen ist, sondern "die
Kraft mit ihnen zu leben."

3. Was sollen wir finanzieren, worüber sollten wir gesellschaftlichen Konsens erreichen?

Wir sollten für alle eine Bildung finanzieren,
die statt einem passiven; rezeptivem Dasein
in einer schlussendlich kommerziell, subtil
aber perfekt fremdbestimmten, von
Computerstrategen gezauberten virtuellen
Wirklichkeit, in einem Fantasieland von
ewiger Jugend und Schönheit - die
Selbstorganisation, Selbststrukturierung,
Eigenverantwortung des Menschen in den
Vordergrund rückt, verbunden mit einem
wissenschaftlich basierten Verständnis der
Lebensvorgänge und ihrer engen Verflechtung
miteinander, - als Voraussetzung für eine
moderne und finanzierbare, sehr stark
präventiv ausgerichtete Gesundheitspflege.
Wir sollten uns rückbesinnen auf die antike
Vorstellung von Glück, der "Eudämonie", einem
Zustand, in dem ich meinem Dämon, sprich
Selbstentwurf entspreche, - so daß ich, um
Fritz Hartmann zu zitieren, sagen kann: Mein
Leben, meine Krankheit, mein Sterben

Impressum:

Secura GmbH
Am Alten Posthof 4-6
50667 Koeln, NRW 50667
Germany
Phone: +49 221 2571213
Fax: +49 221
9252272
secura@web.de

http://www.domainregistry.de;http://www.com-domain.com

Druck und Verlag:

Books on Demand, Norderstedt

ISBN: 9783833491306

Empfehlenswerte Bücher:

Al Raschid, Omar bey Das hohe Ziel der
Erkenntnis
978-3-8370-4665-6 519912 Umsätze

Anzengruber, Ludwig Geschichten aus zweiter
Hand
978-3-8370-4730-1 520271 Umsätze

Arnim, Ludwig Achim von Die Kronenwächter
978-3-8370-5876-5 520638 Umsätze

Arnim, Ludwig Achim von Historische
Erzählungen I
978-3-8370-5844-4 520555 Umsätze

Braun, Lily Die Frauenfrage 978-3-8370-5774-4
520341 Umsätze

Büchner, Ludwig Darwinismus und Sozialismus
978-3-8370-5950-2 520955 Umsätze

Goethe, Johann Wolfgang von Belagerung von
Mainz
978-3-8370-6064-5 521201 Umsätze

Goethe, Johann Wolfgang von Briefe aus der
Schweiz
978-3-8370-6028-7 521116 Umsätze

Goethe, Johann Wolfgang von Die Aufgeregten
978-3-8370-1878-3 521368 Umsätze

Goethe, Johann Wolfgang von Die Kampagne in
Frankreich 978-3-8370-2391-6 521418 Umsätze

Goethe, Johann Wolfgang von Satyros oder der
vergötterte Waldteufel 978-3-8370-2480-7
521746
Umsätze

Hegel, Georg Wilhelm Friedrich Rede zum
Schuljahresabschluss 978-3-8370-6005-8 521069
Umsätze

Heyl, Hedwig Deutsche Hausmannskost
978-3-8370-6000-3 521043 Umsätze

May, Karl Winnetou und Old Shatterhand
978-3-8370-5965-6 520917 Umsätze

Oswald, Hans Peter How to become a successful
seller at the web 978-3-8370-4530-7 519252
Umsätze

Oswald, Hans Peter So werden Sie zum
erfolgreichen
Versandhändler 978-3-8370-4712-7 520190
Umsätze

Oswald, Hans Peter Vodoo 978-3-8370-5904-5
520728
Umsätze

Oswald, Hans-Peter Werbung zum Nulltarif
978-3-8370-5813-0 520465

Oswald, Hans-Peter (Hrsg.)   1000
Geschäftsideen
978-3-8370-1640-6 521274

Oswald, Julia; Julia, Oswald Marketing durch
Newsletter 978-3-8370-4550-5 519352

Poe, Edgar Allan Der Rabe 978-3-8370-2449-4
521600

Poe, Edgar Allan Der Untergang des Hauses
Usher
978-3-8370-5951-9 520860

Poe, Edgar Allan The Fall of the House of Usher
978-3-8370-5907-6 520736

Poe, Edgar Allan The raven 978-3-8370-5919-9
520760

Richthofen, Manfred von Der rote Baron
978-3-8370-1930-8 521622

Verne, Jules Robur - Le Conquerant
978-3-8370-5856-7 520684